AF326354

NOTES STATISTIQUES

SUR LES CAS DE RAGE

OBSERVÉS A L'ÉCOLE VÉTÉRINAIRE DE LYON

PENDANT LES ANNÉES 1866 ET 1867.

NOTES STATISTIQUES

SUR

LES CAS DE RAGE

OBSERVÉS A L'ÉCOLE VÉTÉRINAIRE DE LYON
PENDANT LES ANNÉES 1866 ET 1867

PAR

F. SAINT-CYR   **F. PEUCH**

Professeur à l'École impériale vétérinaire.   Chef de service à l'École vétérinaire.

LYON
IMPRIMERIE D'AIMÉ VINGTRINIER
Rue de la Belle-Cordière, 14

1868.

NOTES STATISTIQUES

SUR LES CAS DE RAGE

OBSERVÉS A L'ÉCOLE VÉTÉRINAIRE DE LYON

PENDANT LES ANNÉES 1866 ET 1867;

Il y a quelque temps, l'un de nous avait entrepris de publier, à la fin de chaque année, quelques remarques sur les cas de rage observés dans les hôpitaux de l'École vétérinaire. Cette publication, que des circonstances particulières avaient fait interrompre, nous la reprenons aujourd'hui, parce qu'il nous semble que les documents statistiques qui en forment la substance ont une réelle importance pour l'histoire médicale et pour la prophylaxie de cette horrible maladie, sur laquelle on a déjà tant écrit, et sur laquelle, pourtant, il règne encore tant d'obscurité.

Comme par le passé, nous nous garderons soigneusement de toute discussion purement doctrinale ; nous laisserons parler les faits ; et s'il en ressort, comme nous l'espérons, quelques données que la science puisse accepter, nous les présenterons l'esprit dégagé de toute idée de système ; souvent même nous laisserons au lecteur le soin de les déduire lui-même, persuadés que nous sommes que la science se fait, non avec des dissertations plus ou moins habiles, mais avec des faits authentiques et bien observés.

Cela dit, nous entrons en matière sans plus de préambule, et nous reprenons les choses au point où l'un de nous les avait laissées, c'est-à-dire à l'année 1866.

Pendant les deux années qui viennent de s'écouler *soixante-dix* cas de rage ont été observés dans les hôpitaux de l'École vétérinaire ; savoir : *trente-un* en 1866 et *trente-neuf* en 1867. — Ces nombres ne dépassent pas la moyenne des années ordinaires ; ils sont loin de l'effroyable proportion qu'ils avaient atteinte vers la fin de 1864 et au commencement de 1865, où ils étaient montés au chiffre énorme de 68 cas pour les 6 premiers mois de cette dernière année. Cependant, ces nombres sont encore beaucoup trop considérables ; ils témoignent que la *rage* est encore l'une des maladies les plus fréquentes entre toutes celles qui peuvent frapper l'espèce canine. — En effet, le nombre total des chiens traités dans les deux cliniques, pendant ces deux années, ayant été de 1457, il en résulte que l'on compte un peu plus de 48 cas de rage pour 1000 malades. — Il n'y a guère que la *maladie du jeune âge* et les *affections cutanées* qui se présentent avec un degré plus élevé de fréquence. — Or, si l'on songe aux dangers qui résultent pour l'homme de ce nombre relativement considérable de chiens enragés ; si l'on considère, d'autre part, que ce nombre *pourrait être*, — nous en avons l'intime conviction, — considérablement réduit, on n'hésitera pas à dire avec nous que cette fréquence de la rage, bien qu'elle n'ait rien eu d'anormal, n'en constitue pas moins un fait extrêmement regrettable, et qui appelle la plus sérieuse attention de ceux qui ont charge de la santé publique.

Nous résumons, dans les deux tableaux suivants, le mouvement de nos hôpitaux, pendant les deux années qui viennent de s'écouler en ce qui concerne la maladie que nous étudions ici. — Ils comprennent, non-seulement les animaux reçus alors qu'ils étaient déjà en *pleine rage*, mais encore ceux qui, sur la demande de leurs propriétaires ou par ordre de la police, ont dû subir dans nos infirmeries, à titre de *suspects*, une fourrière plus ou moins longue.

De ces derniers, au nombre de *quatre-vingt-sept*, savoir : 29 en 1866 et 58 en 1867, — *onze* ont contracté la rage, et figurent au total de *soixante-dix* énoncé plus haut.

1866.

MOIS.	Chiens reçus en pleine rage.	Chiens admis comme suspects.	Chiens devenus enragés pendant la fourrière.	Total des animaux reçus.	Total des cas de rage.	OBSERVATIONS.
Janvier.....	3	»	»	3	3	
Février......	3	3	»	6	3	
Mars.........	4	4	1 (1)	8	5	(1) reçu comme suspect en *février*.
Avril........	»	»	»	»	»	
Mai..........	3	7	»	10	3	
Juin.........	3	»	»	3	3	
Juillet.......	3	»	»	3	3	
Août........	2	1	»	3	2	
Septembre..	1	3	»	4	1	
Octobre.....	2	1	»	3	2	
Novembre...	1	6	»	7 (2)	1	(2) dont 1 *chacal* devenu enragé en décembre.
Décembre...	3	4	2 (3)	7	5	(3) le *chacal* ci-dessus et 1 *chien* entré en déc.
Totaux...	28	29	3	57	31	

1867.

MOIS.	Chiens reçus en pleine rage.	Chiens admis comme suspects.	Chiens devenus enragés pendant la fourrière.	Total des animaux reçus.	Total des cas de rage.	OBSERVATIONS.
Janvier.....	2	»	»	2	2	
Février.....	4	3	»	7	4	
Mars	4	6	1 (1)	10	5	(1) reçu en mars.
Avril........	3	9	1 (2)	12	4	(2) reçu en avril.
Mai.........	3	6	1 (3)	9	4	(3) reçu en mai.
Juin........	3	4	1 (4)	7	4	(4) reçu en mai.
Juillet......	2	3	»	5	2	
Août	5	7	1 (5)	12	6	(5) reçu en août.
Septembre..	1	8	1 (6)	9	2	(6) reçu en août.
Octobre.....	2	3	»	5	2	
Novembre...	1	7	2 (7	8	3	(7) reçus en novembre.
Décembre...	1	2	»	3	1	
Totaux...	31	58	8	89	39	

Ce qui frappe tout d'abord quand on jette les yeux sur les tableaux qui précèdent, c'est le petit nombre d'animaux *suspects* qui deviennent *enragés*. — En effet, sur 29 chiens *suspects*, reçus en 1866, 3 seulement, c'est-à-dire 10,34 p. 100 ont contracté la rage pendant la durée de la fourrière; et, en 1867, sur 58 *suspects*, 8 seulement, soit 12,07 p. 100 sont devenus enragés.

Pour expliquer ce résultat, qui offre, de prime-abord, quelque chose de surprenant, il faut se rappeler, en premier lieu, que tous les chiens que nous recevons comme *suspects*, n'ont pas, en réalité, été exposés aux chances de l'inoculation rabique. Les uns nous ont été envoyés par leurs propriétaires, parce que ceux-ci avaient remarqué dans les allures de leurs animaux quelque chose d'insolite, qui inspirait des craintes, et cette mesure de précaution, même quand les craintes qui la dictent sont sans fondement, est trop salutaire pour qu'elle ne doive pas être encouragée. — D'autres fois, ce sont des chiens qui ont été foulés, battus et même mordus par des chiens non enragés, mais qui sont inconnus, et que, par cela même, on tient, et avec raison, pour suspects. Ici encore la prudence nous fait une loi de recevoir ces animaux, dût l'exactitude de la statistique en souffrir quelque peu.

Mais il est aussi une autre cause qui, malheureusement, vicie cette statistique, cause déjà signalée par l'un de nous et sur laquelle nous ne cesserons d'appeler avec insistance l'attention des propriétaires, parce qu'elle peut avoir les plus graves conséquences : c'est, pour beaucoup de chiens suspects, l'insuffisance de la fourrière.

Ainsi, parmi les 76 chiens mis en fourrière comme suspects pendant les années 1866 et 1867 :

20 ont été retirés moins de 20 jours après la morsure.

9	—	du 21ᵉ au 30ᵉ	—
7	—	du 31ᵉ au 40ᵉ	—
14	—	du 41ᵉ au 50ᵉ	—
5	—	du 51ᵉ au 60ᵉ	—
9	—	du 61ᵉ au 70ᵉ	—
6	—	du 71ᵉ au 80ᵉ	—
3	—	du 81ᵉ au 90ᵉ	—
1	—	du 91ᵉ au 100ᵉ	—
2	après le 100ᵉ		—

TOTAL 76

Or, quand on sait, comme nos précédentes statistiques l'ont démontré, et comme on le verra encore par celle-ci, que la rage peut se manifester après plus de trois mois d'incubation, on comprend combien est illusoire, — nous pourrions dire *dangereuse*, car elle peut inspirer une fatale sécurité, — une fourrière de 20, 25, 30 et même 60 jours.

En veut-on une nouvelle preuve? On la trouvera dans le fait suivant qui, sous ce rapport, mérite certainement de trouver place ici :

Le 19 avril 1867, M. M***, rue de Créqui, 101, aux Brotteaux, nous laisse en surveillance une chienne épagneule, âgée de 5 ans, qui a été mordue la veille par un chien errant sur le compte duquel on n'a pas d'autres renseignements. — Le 18 juin, c'est-à-dire *après* 60 *jours de fourrière*, cette chienne, dont la santé a toujours été parfaite, est retirée par son propriétaire.

Rien d'inquiétant ne survient jusqu'au 20 juillet ; mais, le 21, on commence à s'apercevoir de quelque chose d'insolite dans la manière d'être de cette bête. M. M*** nous la ramène le 23 juillet ; on n'a pas de peine à reconnaître qu'elle est atteinte de la rage, à laquelle elle succombe le même jour. — La maladie s'était donc déclarée 94 jours après la morsure, et, comme le propriétaire avait gardé pendant deux jours cet animal malade dans sa maison, i en résulte bien évidemment que, pendant deux jours, lui et les siens se sont trouvés, — à tous les instants, — exposés aux redoutables morsures de cette bête. — Ne frémit-on pas quand on songe aux conséquences possibles de ce contact incessant avec des malades aussi dangereux ?

Heureusement, — et il est bon de le faire remarquer, parce que cette remarque a quelque chose de consolant, — toute morsure faite par un chien réellement enragé, même dans les conditions qui paraissent les plus favorables à l'inoculation, n'est pas toujours et fatalement suivie du développement de la rage. Il y a, à cet égard, des immunités individuelles que rien n'explique, mais qui, par bonheur, n'en sont pas moins réelles, et qui, ajouterons-nous, sont même assez nombreuses. — Nos précédentes statistiques en contiennent un exemple remarquable (1), et l'un de nous en a pu recueillir un autre, il y a quelques années, qui n'est pas moins digne d'intérêt, et que nous croyons devoir consigner ici.

Le 22 octobre 1864, le sieur M ..., demeurant à Neuville-sur-Saône, fut mordu à la main droite par son chien. Le lendemain, 23, on nous montra ce chien, et nous n'eûmes pas de peine à reconnaître qu'il était atteint de la *rage* : aboiement rauque, cassé, envie de mordre, inappétence, tout enfin indiquait, sans le moindre doute, qu'il s'agissait bien de cette affreuse maladie. Vingt-quatre heures environ s'étaient écoulées depuis que M. M... avait été mordu ; pourtant il n'ignorait pas, — ce que nous savions aussi, — que son chien avait été, vers le milieu du mois de septembre précédent, mordu par un chien enragé. Au moment de notre visite, M. M... était fort inquiet ; il paraissait ne pas douter que son chien ne fût enragé. Aussi accepta-t-il avec empressement la proposition qui lui fut faite de cautériser immédiatement sa morsure. Quatre jours après, l'autopsie

(1) Remarques sur les cas de rage observés à l'École vétérinaire de Lyon en 1866 : *Journal de médecine vétérinaire de Lyon*, année 1866, p. 56.

du chien dont il s'agit confirmait le diagnostic, si facile d'ailleurs, que nous avions porté. — Il y a plus de trois ans que ce fait a eu lieu, et, actuellement, M. M..., — nous en avons la certitude, — continue, comme par le passé, à jouir d'une parfaite santé.

Avons-nous besoin d'ajouter qu'il ne faut jamais compter sur un pareil bonheur ? et que ces faits d'immunité ne doivent pas faire apporter le moindre retard dans l'application de la cautérisation préventive ?

Et pourtant, cela est triste à dire, les cas sont nombreux où l'on est forcé de mettre tout son espoir dans cette mystérieuse immunité !... Nombreuses sont, en effet, beaucoup plus nombreuses qu'on ne serait porté à le croire, les personnes mordues par des chiens atteints de rage et qui n'ont recours qu'à des précautions illusoires, comme la trop fameuse omelette, ou qui n'en prennent que de tardives ! Et, si la grande majorité n'échappait pas, en vertu de nous ne savons quelle heureuse chance, à cette horrible maladie, la rage humaine prendrait les proportions d'une effroyable calamité ! — Nos registres nous fournissent, en effet, la preuve certaine que, pendant ces deux dernières années, *quatorze* personnes au moins ont été mordues, le plus souvent sur des parties dénudées, comme les mains, par des chiens qui sont morts de la rage dans nos infirmeries, et qui étaient déjà en pleine rage quand ils ont fait la morsure ; et nous avons la certitude que la plupart de ces personnes n'ont pas été cautérisées, ou ne l'ont été que tardivement ! — Que faut-il le plus admirer, en présence de ces faits irrécusables, ou de la bienfaisance de la nature, qui a mis des bornes à l'activité du virus rabique, ou de notre imprévoyance qui ne sait opposer que l'inertie à un pareil danger ?

Nous parlions tout à l'heure de la longueur possible de l'incubation de la rage. Malgré nos efforts pour réunir des documents certains sur ce point capital dans l'histoire de la maladie qui nous occupe, nous n'avons pu obtenir de renseignements précis que sur *dix-huit* chiens. — C'est peu, évidemment, sur un effectif total de 70 enragés; mais ce n'est pas la première fois que nous signalons la difficulté d'obtenir des propriétaires des renseignements positifs sur la date de la morsure inoculatrice. La plupart affirment carrément que leur chien ne sort jamais, qu'il n'a jamais été mordu, qu'il ne peut l'avoir été ; les autres, plus circonspects, disent qu'il peut très-bien avoir été mordu, mais qu'ils ne savent ni où, ni quand, ni comment.

Quoi qu'il en soit, voici comment se répartissent les *dix-huit* cas dont nous connaissons la *durée de l'incubation* : elle a été de :

8 jours	1 fois		*Report.*	9 fois.
15	1		35	2
17	1		39	1
19	1		42	1
23	1		45	2
27	1		54	1
28	1		70	1
30	1		94	1
34	1			
À reporter.	9		Total.	18

En réunisssant ces chiffres à ceux des années précédentes, et en ne tenant compte que des cas pour lesquels la durée de l'incubation est connue d'une manière certaine, nous trouvons que la rage s'est déclarée :

	en 1864	en 1865	en 1866 et 1867	Total
Moins de 15 jours après la morsure	1	»	1	2
du 15e au 20e jour	7	2	3	12
du 21e au 25e —	4	5	1	10
du 26e au 30e —	1	1	3	5
du 31e au 35e —	1	5	3	9
du 36e au 40e —	2	2	1	5
du 41e au 45e —	»	1	3	4
du 46e au 50e —	»	2	»	2
du 51e au 60e —	1	2	1	4
du 61e au 70e —	»	1	1	2
du 71e au 80e —	»	»	»	»
du 81e au 90e —	»	1	»	1
du 91e au 100e —	»	2	1	3
après le 101e jour	»	2	»	2
Totaux.	17	26	18	61

Il résulte de ces chiffres que les 2/3 environ des animaux destinés à contracter la rage deviennent enragés du 15e au 40e jour après la morsure ; mais il en résulte aussi que la proportion de ceux qui le deviennent après le 40e jour est encore considérable, puisqu'elle s'élève à près du tiers des malades, ou, plus exactement, à 27 pour 100. Hâtons-nous d'ajouter, que nos observations ne sont pas encore assez nombreuses pour qu'il soit permis d'en tirer des conclusions définitives, et que celles que nous venons d'énoncer ne doivent être accueillies qu'à titre provisoire. — Une chose en ressort, toutefois, avec la dernière évidence : c'est que la rage peut avoir une période d'incubation beaucoup plus longue qu'on n'est généralement porté à le croire ; qu'elle peut aller même jusqu'à 105 jours. C'est du reste la plus longue incubation qu'il nous ait été donné d'observer jusqu'à ce jour.

Tous ceux qui ont un peu étudié la *rage canine* le savent parfaitement, mais les personnes étrangères à nos études ne le savent pas assez, — et voilà pourquoi nous revenons sur ce point chaque fois que l'occasion s'en présente : les *débuts* de cette redoutable maladie peuvent être insidieux, au point de mettre en défaut la sagacité, non-seulement des propriétaires, mais même des vétérinaires qu'une longue habitude a familiarisés avec la connaissance des symptômes par lesquels elle s'exprime une fois bien *déclarée*. — Il est notamment une vieille erreur contre laquelle nous ne saurions trop nous élever : c'est celle qui consiste à dire que *tant qu'un chien mange, tant qu'il boit surtout, il n'y a rien à craindre*. — C'est là, nous le répétons en insistant, une grave, une dangereuse erreur. — Nous avons vu des chiens enragés, et tous les praticiens ont pu faire la même remarque, qui ont continué à *manger* et à BOIRE jusqu'à la veille de leur mort. Cela ne veut pas dire que l'éloignement pour les aliments solides et surtout liquides ne soit l'un des symptômes de la rage *confirmée* ; mais il n'est pas moins vrai que, au *début de la maladie*, BEAUCOUP DE CHIENS *ne manifestent pas cet éloignement*, BEAUCOUP *continuent à manger* ET A BOIRE ; à ce moment, l'affection ne s'exprime en général que par quelques changements dans les habitudes du malade, qui n'ont de signification positive que pour l'homme habitué à voir cette maladie : un peu plus de tristesse, une sorte de taciturnité non habituelle, une inquiétude vague et sans motifs ; tous symptômes, on le comprend assez, auxquels il est difficile que le propriétaire donne leur véritable signification. — On comprend aussi, et par cela même, qu'on doit être parfois embarrassé pour fixer avec certitude la date de *l'invasion* du mal, et, par suite, pour assigner une *durée* rigoureusement exacte à la maladie. — C'est ce qui explique comment, sur *soixante-dix* chiens enragés morts dans nos hôpitaux, il y en a QUARANTE-UN seulement pour lesquels cette *durée* nous soit exactement connue. — Pour ces 41 animaux, la *durée de la maladie* a été de :

<table>
<tr><td>2 jours,</td><td>3 fois.</td><td>Report.</td><td>31 fois.</td></tr>
<tr><td>3 —</td><td>7 —</td><td>6 jours,</td><td>5 —</td></tr>
<tr><td>4 —</td><td>12 —</td><td>7 —</td><td>4 —</td></tr>
<tr><td>5 —</td><td>9 —</td><td>8 —</td><td>1 —</td></tr>
<tr><td>A reporter.</td><td>31</td><td>Total.</td><td>41</td></tr>
</table>

Si, à cette série, nous ajoutons celles déjà publiées les années précédentes, et qui comprennent 45 animaux pour 1864 et 68 pour 1865, nous aurons un total de 154 cas, dans lesquels la durée de la maladie a été de :

<table>
<tr><td>2 jours,</td><td>8 fois.</td><td>Report,</td><td>144 fois.</td></tr>
<tr><td>3 —</td><td>18 —</td><td>8 jours,</td><td>7 —</td></tr>
<tr><td>4 —</td><td>37 —</td><td>9 —</td><td>2 —</td></tr>
<tr><td>5 —</td><td>37 —</td><td>10 —</td><td>» —</td></tr>
<tr><td>6 —</td><td>24 —</td><td>11 —</td><td>» —</td></tr>
<tr><td>7 —</td><td>20 —</td><td>12 —</td><td>1 —</td></tr>
<tr><td>A reporter.</td><td>144</td><td>Total.</td><td>154</td></tr>
</table>

Du tableau qui précède, il ressort avec la dernière évidence que la moitié des chiens enragés, à très-peu de chose près, succombent du quatrième au cinquième jour de la maladie ; que très-peu vivent jusqu'au huitième jour, et qu'il est tout à fait exceptionnel que la maladie dépasse le huitième ou neuvième jour ; que, par contre, la rage peut tuer assez souvent, — dans la proportion de 11,70 p. 100, — dès le troisième jour. Nous croyons qu'il est peu de maladies aiguës dont la durée soit sujette à varier aussi peu que celle-là.

Signalons encore ici, non point comme un fait nouveau, mais comme un fait depuis longtemps connu, que nos observations personnelles ne font que confirmer, à savoir, que la paraplégie plus ou moins complète précède constamment la mort du chien enragé.

Nous avons dit plus haut que, sur un effectif total de 70 chiens enragés admis à l'Ecole pendant ces deux dernières années, nous ne connaissions la durée de l'incubation que pour 18. — Si l'on voulait en conclure que, pour les 52 autres, c'est-à-dire dans plus de 74 p. 100 des cas observés, la rage a été SPONTANÉE, on commettrait, nous ne craignons pas de le dire, la plus grossière erreur. — L'un de nous disait en 1866 : « Sans nier absolument le développement spontané de la rage chez le chien, je crois que, dans l'immense majorité des cas, elle est bien certainement, chez lui aussi bien que chez les autres animaux, le résultat de l'inoculation ; » et malgré l'impossibilité dans laquelle nous nous sommes trouvés, dans le plus grand nombre des cas, de remonter à la source du mal, nous n'hésitons pas à répéter aujourd'hui que *l'immense majorité des chiens enragés*, SINON TOUS, *contractent la rage parce qu'ils ont été mordus par des chiens enragés*. — Nous ne prétendons imposer à personne notre opinion sur ce grave sujet ; mais on nous permettra de mettre en relief quelques-uns des faits qui sont venus, dans ces deux dernières années, fortifier encore nos convictions antérieures.

Et d'abord, il est un point sur lequel on nous permettra de revenir encore, bien qu'il ait été déjà signalé bien des fois : c'est la difficulté d'obtenir des propriétaires des renseignements suffisants sur les antécédents du malade. — Lorsqu'on leur demande si l'animal qu'ils présentent a été mordu, la plupart confessent qu'ils l'ignorent absolument ; leur chien n'est pas toujours, ou même n'est jamais tenu en laisse ; il sort même assez souvent seul. Que lui est-il arrivé dans ces excursions plus ou moins vagabondes ? Nul ne le sait. — Que de choses on apprendrait si le pauvre animal pouvait parler !... D'autres propriétaires, quand on leur pose la question ci-dessus, se récrient d'abord bien haut, affirmant que leur chien, d'une fidélité incomparable, ne les quitte jamais d'un pas, qu'il ne pourrait avoir été mordu sans qu'ils s'en fussent aperçu. Cependant, si on insiste, si on les prie de bien rappeler leurs souvenirs, on obtient parfois des aveux on ne peut plus significatifs. En voici un exemple trop instructif pour ne pas trouver sa place ici :

Le 7 mars 1866, le sieur R***, demeurant rue de l'Annonciade, 4, à Lyon, conduit à l'Ecole une petite chienne danoise, âgée de quatre ans. Ce fut l'un de nous qui la reçut ; elle était en pleine rage, ce qui fut très-facilement reconnu. Alors, s'établit entre l'un de nous et le propriétaire le dialogue suivant :

« Combien y a-t-il de temps que votre chienne est malade ?

— Je me suis aperçu que, depuis deux jours, elle n'était pas comme d'habitude.

— A-t-elle fait quelque mal à quelqu'un ?

— Non.

— Vous a-t-elle mordu, vous ou quelqu'un des vôtres ?

— Non ; elle n'est pas méchante du tout ; elle ne mord jamais.

— Tant mieux ! car je suis obligé de vous dire que votre chienne est enragée.

— Je m'en doutais bien un peu ; mais *comment cela peut-il lui être venu ?*

— C'est moi qui vous le demande. Votre bête a-t-elle été mordue ?

— Non, jamais.

— Rappelez bien vos souvenirs ; remontez à un mois et plus s'il le faut ; ce mal ne vient pas tout seul ; votre chienne doit avoir été mordue.

— Ah ! attendez donc ; vous avez raison. — Il y a près d'un mois et demi, vers le 20 janvier, c'était un dimanche, nous allions à la promenade, ma femme et moi ; notre chienne était avec nous. Tout-à-coup, un chien inconnu vient à passer, il s'approche de notre chienne, lui donne un coup de dent sans rien dire et passe son chemin.

— Qu'est devenu ce chien ?

— Je ne sais pas. C'était un chien inconnu ; il a passé son chemin ; nous ne l'avons plus revu. »

Maintenant, nous le demandons, peut-il y avoir le moin-

dre doute sur l'origine de la maladie dans le cas dont il s'agit ? *Un chien inconnu s'approche de cette chienne, lui donne un coup de dent* SANS RIEN DIRE ET PASSE SON CHEMIN.

Pour quiconque connaît un peu la rage canine, n'y a-t-il pas dans ce seul énoncé tous les éléments d'un diagnostic certain relativement à l'*état* de ce chien inconnu ? Et pourtant, si nous eussions été moins fortement prévenus à l'égard de la spontanéité de la rage, nous nous fussions peut-être contentés de la première version du propriétaire, affirmant sans hésitation que son animal n'avait pas été mordu ; et nous eussions probablement enregistré ce cas comme un exemple de *rage spontanée !...*

Nous savons bien qu'on peut nous objecter le nombre encore considérable des cas où, malgré nos investigations les plus sévères, nous sommes forcés de confesser notre ignorance sur la source du mal ; mais nous répéterons ici, ce que nous avons dit un peu plus haut : « Si les pauvres chiens pouvaient parler !!... »

Mais sans nous arrêter plus longtemps sur cette grave question, dont la solution complète dans un sens ou dans l'autre, nous le reconnaissons volontiers, n'est pas encore possible avec les données actuelles, continuons à examiner les diverses conditions étiologiques auxquelles, à tort ou à raison, on accorde une certaine influence sur le développement ou la propagation de la rage.

Parmi les questions relatives à l'étiologie de la rage que la statistique peut contribuer à élucider dans une certaine mesure, nous avons : celles qui se rapportent au *sexe*, à l'*âge*, à la *race* des sujets affectés, à l'influence des *saisons*, de la *température*, de l'état *hydrométrique* de l'air. Ce sont ces conditions que nous allons examiner.

Relativement au SEXE, la statistique montre que, aujourd'hui comme par le passé, le nombre des *chiens enragés* l'emporte de beaucoup sur celui des *chiennes* affectées de la même maladie, et cela, chaque année, à peu près dans la même proportion. Ainsi nous avons eu :

	En 1865	1866	1867	Total.
Chiens enragés	72	27	31	130
Chiennes enragées	15	4	8	27
Total.	87	31	39	157

D'où il résulte que les chiennes figurent, chaque année, environ pour un sixième dans le nombre total des animaux atteints de rage, ou plus exactement, qu'elles entrent dans ce nombre total pour la proportion de 17,24 p. 100 en 1865, — 12,90 p. 100 en 1866, — 20,51 p. 100 en 1867, et 17,20 p. 100 pour la moyenne des trois années.

Mais, pour apprécier si le sexe exerce réellement quelque influence sur le développement de la rage, il faudrait connaître la proportion relative des animaux des deux sexes existants à Lyon et dans les environs. Or, nous n'avons pu nous procurer sur ce point aucun document officiel, et nous ne croyons pas qu'il en existe ; — nous avons donc dû prendre une autre voie pour essayer de résoudre la question qui nous occupe en ce moment.

En consultant les registres d'inscription des animaux entrés dans les infirmeries de l'École, pour y être traités de *toutes maladies*, nous voyons qu'il a été reçu :

	En 1865	1866	1867	en tout.
Chiens	695	574	749	2,018
Chiennes	74	54	80	208
Total.	769	628	829	2,226

Ce qui donne la proportion : : 9,62 : 100 pour 1865

: : 8,59 : 100 pour 1866

: : 9,65 : 100 pour 1867

et : : 9,23 : 100 pour la moyenne

des trois années.

Maintenant, en comparant ces chiffres à ceux qui précèdent, on voit que les nombres exprimant le rapport des *chiennes enragées* au *nombre total des cas de rage* sont presque doubles de ceux exprimant le rapport des *chiennes malades* à celui des animaux de l'espèce canine traités pour *toutes maladies*. Ce qui conduirait à cette conclusion singulière, et assurément fort inattendue, que *les chiennes seraient deux fois plus sujettes à la rage que les mâles*.

Mais, hâtons-nous de le dire, cette conclusion ne saurait être acceptée comme l'expression de la vérité. La dernière partie de notre statistique contient, en effet, une cause d'erreur, que nous devons signaler, en attendant que nos soins la fassent disparaître des prochaines statistiques. Voici en quoi consiste cette cause d'erreur.

Dans l'immense majorité des cas, le *sexe* de l'animal n'a absolument aucune importance pour l'appréciation de la maladie dont il peut être affecté. Il en résulte que, lorsqu'on présente un sujet de l'espèce canine, la personne chargée de l'inscrire sur nos registres ne se préoccupe pas beaucoup de son sexe, et que, pour un certain nombre de cas, la mention CHIEN, portée sur nos registres, désigne l'*espèce* mais non toujours exactement le *sexe* de l'animal. Nous croyons donc que le nombre proportionnel des chiennes, à Lyon, est réellement un peu plus élevé que celui résultant de la statistique ci-dessus.

S'il fallait s'en rapporter à une autre statistique publiée récemment par M. BOURREL, vétérinaire à Paris, auteur d'un travail intéressant sur la rage, le nombre proportionnel des chiennes serait beaucoup plus élevé, du moins à Paris. Ce vétérinaire aurait, en effet, trouvé, sur 8,639 malades de l'espèce canine, 2,042 chiennes ; soit, environ le quart, ou plus exactement 23,63 p. 100.

Par contre, la proportion des cas de rage sur la chienne serait beaucoup moins élevée à Paris qu'à Lyon.

Sur ce nombre de 8,639 malades, il y aurait eu 393 enragés, savoir : 344 mâles et 49 femelles, ce qui donnerait la proportion de 12,47 chiennes p. 100 enragés. Aussi, M. Bourrel en conclut-il sans hésitation, que la chienne est deux fois moins sujette que le chien à contracter la rage.

Mais cette conclusion est-elle bien rigoureuse ? N'y a-t-il pas dans la statistique de notre confrère, comme dans la nôtre, quelque cause d'erreur qui nous échappe ? Est-il bien certain que les chiennes forment, à Paris, le quart de la population canine ? Nous ne savons ; mais il n'est pas douteux que, à Lyon, le nombre relatif des chiennes est bien loin d'être aussi élevé. — Nous n'acceptons donc que sous toutes réserves la proposition formulée par notre confrère, en ces termes : « *La chienne est moins de moitié sujette à contracter la rage que le chien,* » proposition, on se le rappelle, en opposition directe avec celle qu'on pourrait déduire de nos propres statistiques.

Ici, comme en beaucoup d'autres cas, la vérité ne se trouverait-elle pas entre ces deux résultats contradictoires ? Cela se pourrait bien ; et ce qui nous porterait un peu à le penser, c'est que, à Paris comme à Lyon, dans la statistique de M. Bourrel comme dans les nôtres, la proportion des chiennes enragées au nombre total des cas de rage ne serait pas très-sensiblement différente. Elle serait de 12,46 p. 100, d'après les chiffres de M. Bourrel, et de 17,19 p. 100 d'après les nôtres.

On arriverait donc, en définitive, à cette conclusion : que la rage est à peu de chose près également commune chez le chien et chez la chienne, eu égard au nombre respectif des animaux de chaque sexe qui composent la population canine tout entière. — Toutefois, nous reconnaissons que de nouvelles recherches sont nécessaires pour donner force de loi à la proposition que nous venons d'énoncer.

Nous n'avons rien à ajouter aux statistiques antérieures relativement à la fréquence de la rage suivant les RACES. Aujourd'hui, comme les années précédentes, ce sont les chiens de *garde*, les chiens de *chasse*, les *loulous*, les *roquets*, c'est-à-dire les chiens que leur destination expose le plus à être en contact avec d'autres chiens, ou bien encore ceux qui, à cause de leur peu de valeur, sont le moins surveillés, ceux, en un mot, qui vivent le plus d'une vie *extérieure*, qui fournissent les chiffres de mortalité les plus élevés. — Il ne semble donc pas qu'une influence quelconque puisse être attribuée à la *race* comme prédisposition à la rage. — Toutefois, pour se prononcer d'une manière formelle à cet égard, il faudrait pouvoir comparer le nombre des cas de rage afférent à chaque race au nombre des animaux de la même race qui entrent dans la composition de la population canine normale ; mais les éléments d'une pareille comparaison font complètement défaut. — Nous devons donc nous borner à signaler ici le nombre des cas de rage que nous ont fourni, pendant ces deux dernières années, les diverses races de chiens existant actuellement à Lyon, en faisant remarquer que nos chiffres concordent en général assez exactement, non-seulement avec ceux de nos statistiques antérieures, mais encore avec ceux donnés par M. Bourrel.

Les soixante-dix animaux enragés reçus dans nos hôpitaux pendant ces deux dernières années appartenaient aux races suivantes, dans la proportion ci-après :

Chiens de garde	18
— d'arrêt	10
— Loulous	9
— Roquets	9
— Courants	4
— Moutons	4
— Havanais	3
— Danois	2
— Terriers	2
— Kings'Charles	2
— Griffons	2
— Levriers	1
— Bichons	1
— de race indéterminée	2
plus un *Chacal*	1
TOTAL	70

Rien de particulier à dire non plus sur l'AGE auquel les animaux sont devenus enragés ; nous ne pouvons que répéter ce que nous avons déjà dit plusieurs fois, à savoir : que la maladie atteint tous les âges, depuis l'extrême jeunesse jusqu'à l'extrême vieillesse ; mais que c'est dans l'âge adulte que les cas sont les plus nombreux, très-probablement parce que, à cette période de la vie, les animaux s'exposent plus souvent aux morsures inoculatrices. — Nos *soixante-dix* animaux frappés par la rage étaient :

Agés de moins de 6 mois....	0
— de 6 mois à 1 an.....	1
— de 1 an à 2 ans	11
— de 2 ans à 3 —	7
— de 3 — à 4 —	5
— de 4 — à 5 —	8
— de 5 — à 6 —	6
— de 6 — à 7 —	8
— de 7 — à 8 —	1
— de 8 — à 9 —	1
— de 9 — à 10 —	3
— de 10 — à 11 —	2
D'âge inconnu	17
TOTAL..........	70

Nous arrivons maintenant à une question fort importante, qui a été très-controversée et qui est loin d'être encore complètement résolue : nous voulons parler de l'influence que peut avoir sur le développement de la rage le MILIEU dans lequel vit l'animal ; en d'autres termes, de l'influence de la *sécheresse*, de l'*humidité* et de la *température*.

On le sait, pendant longtemps on a attribué aux *grandes chaleurs*, à la *sécheresse*, à la *privation de boissons* qui en est la conséquence, une influence prononcée sur le développement de la rage spontanée chez le chien. M. Rey, s'appuyant sur une statistique embrassant une longue période d'années et comprenant un nombre considérable de cas, s'est, le premier, élevé contre cette opinion ; il avait même conclu que, contrairement à la croyance générale, « c'était surtout dans les temps humides, après les fortes pluies du printemps et de l'automne, que l'on constatait les cas les plus nombreux ; tandis que, pendant les grandes chaleurs, ils étaient à peu près nuls. » (1) — Plus récemment, M. Bourrel, que nous avons déjà eu l'occasion de citer dans ce mémoire, d'accord avec M. Rey sur ce point que, « contrairement aux idées reçues, les chaleurs n'augmentent pas le nombre des cas de rage, » M. Bourrel, disons-nous, énonce comme une vérité démontrée que « le printemps, de même que les journées relativement chaudes et pluvieuses, en toutes saisons, sont favorables à l'évolution du virus rabique, les températures extrêmes, soit du chaud, soit du froid, lui étant plutôt contraires. » (2)

Qu'y a-t-il de vrai dans ces opinions passablement divergentes? C'est ce que nous nous proposons d'examiner maintenant avec tout le soin que réclame une question de cette importance.

Dans ce but, nous avons réuni : dans un premier tableau les cas de rage qui ont été observés à l'Ecole vétérinaire pendant la période décennale de 1858 à 1867 inclusivement, en disposant ce tableau de manière à montrer du premier coup d'œil : 1° le nombre d'animaux morts de la rage dans chaque mois de chaque année ; 2° le nombre total des cas de rage pour chaque année ; 3° le nombre des cas afférent à chaque mois pour toute la période décennale ; 4° le nombre total des cas pour la période entière ;

Dans un deuxième tableau, les températures moyennes de chaque mois pour chaque année de la même période;

Enfin, dans un troisième tableau, la quantité, en milli-

---

(1) Compte-rendu de l'Ecole de Lyon, année 1854. — *Journal de méd. vét.*, 1854, p. 410.

(2) *De la rage ; moyens de la prévenir ;* par M. Bourrel, 1867, p. 5.

mètres, d'eau pluviale tombée chaque mois et chaque année, durant le même laps de temps.

Ce sont ces tableaux que nous mettons ici sous les yeux
du lecteur.

TABLEAU n° 1.

Animaux morts de la rage pendant la période décennale de 1858 à 1867.

MOIS.	1858	1859	1860	1861	1862	1863	1864	1865	1866	1867	Totaux
Janvier...	4	3	1	4	5	2	1	12	3	2	37
Février...	9	6	3	3	1	4	3	15	3	4	51
Mars.....	13	4	»	3	5	2	5	6	5	5	48
Avril.....	5	2	4	5	4	4	5	15	»	4	48
Mai......	1	7	»	5	5	1	7	13	3	4	46
Juin.....	6	3	1	2	2	5	3	7	3	4	36
Juillet...	4	2	4	3	5	10	2	4	3	2	39
Août.....	6	»	2	5	3	7	»	9	2	6	45
Septembre	3	4	3	1	2	5	4	1	1	2	26
Octobre...	1	1	5	3	»	6	2	3	2	2	25
Novembre	1	2	7	2	2	3	7	»	1	3	28
Décembre	3	»	7	1	»	3	9	2	5	1	31
Totaux.	56	34	37	37	34	52	53	87	31	39	460

Tableau n° 2.

Tableau n° 2.

Températures moyennes mensuelles pendant la même période décennale.

MOIS.	1858	1859	1860	1861	1862	1863	1864	1865	1866	1867	Températures moyennes des mois en 10 ans.
Janvier....	2°2	2°2	3°5	0°8	2°1	4°	1°3	4°6	4°9	3°5	3°11
Février....	2°6	5°5	0°1	6°6	4°5	4°2	3°6	2°2	6°8	9°	4°51
Mars.....	6°4	9°2	5°6	6°7	10°	7°2	9°6	3°3	6°6	9°	7°36
Avril.....	14°1	11°	9°1	11°4	14°	13°1	12°5	16°2	13°4	12°2	12°70
Mai......	14°1	16°2	16°4	15°2	17°5	17°	17°1	20°	15°5	15°	16°4
Juin.....	23°2	19°5	18°2	20°9	17°8	20°	18°9	21°9	22°6	19°	20°2
Juillet....	21°7	25°2	19°	19°6	21°4	22°8	25°	24°3	23°1	20°	22°01
Août.....	19°9	23°2	19°2	22°6	20°	22°7	21°6	21°6	20°1	21°	21°2
Septembre	17°6	17°5	13°6	17°1	17°1	15°9	16°3	21°9	18°3	18°	17°53
Octobre...	12°6	14°	11°7	12°5	9°2	13°9	11°5	14°8	11°7	10°5	12°24
Novembre	4°6	6°7	6°2	7°2	6°3	7°2	6°4	8°8	6°3	4°	6°37
Décembre	3°4	0°4	4°2	2°6	4°4	3°7	1°2	1°1	4°7	0°3	2°60
Moyennes annuelles.	11°9	12°55	10°9	12°	12°	12°	12°	13°4	12°8	11°8	12°20

Tableau n° 3.

Eau pluviale, en millimètres, tombée à Lyon pendant la même période décennale.

MOIS.	1858	1859	1860	1861	1862	1863	1864	1865	1866	1867
	mm	mm	mm	mm	mm	mm	mm	mm	mm	mm
Janvier...	2,10	15,75	58,6	12,55	39,55	124	30,80	50,40	28,50	85
Février...	43,80	45,10	17,05	31,80	15,15	1	45,60	41,60	50,60	54
Mars	49,50	39,60	30,85	80,45	117,30	43,50	17,10	101,45	144	130
Avril . ..	43,15	68,90	95,70	8,60	19,20	22,70	33,70	17,30	86	112
Mai	88,95	108,60	43,20	28,15	50,85	24,40	28,80	71,80	113,50	67
Juin	25,60	61,50	77	103,20	88,20	113,45	98,80	62,20	87	55
Juillet ...	57,65	21,50	43,35	124,60	38,80	30,2	41,2	47,8	54	30
Août	58,35	39	65,2	8,7	52,55	101,65	14,7	73,5	117,5	65
Septembre	70,5	50	138,9	105	70	99,45	88,3	0,00	60	106
Octobre..	118,9	145,85	23,2	114,4	77	69,05	151	144,4	21	172
Novembre	64,15	38,4	103,65	30,9	31,2	31,85	64,45	41,6	44	41
Décembre	58,65	32,9	85,6	11,8	44,65	37,85	6,6	41,6	75	26
Quantité totale d'eau pluviale tombée dans l'année.	681,3	667,1	782,3	660,15	644,45	699,1	621,05	693,65	881,1	943

Voyons maintenant si l'étude de ces tableaux pourra nous fournir quelques données pour la solution de la question que nous avons à examiner.

En jetant un coup d'œil sur la dernière colonne verticale du tableau n° 1, nous voyons que les mois les plus chargés ont été, pour l'ensemble de notre période, *février, mars, avril, mai* et *août*; c'est-à-dire un mois constamment *froid*, février, un mois constamment *chaud*, août, et trois autres dans lesquels la température a été extrêmement *variable*. — Ce résultat n'est pas essentiellement contraire aux opinions de MM. Rey et Bourrel, que nous avons rappelées un peu plus haut; il ne leur est pas non plus complètement favorable, puisque deux mois à *températures extrêmes*, février et août, figurent parmi les plus féconds en cas de rage.

Les partisans de l'opinion ancienne et vulgaire pourraient même, de leur côté, invoquer le nombre élevé de cas de rage fourni par le mois *d'août*, proverbialement chaud, comme une preuve que leur opinion n'est pas dénuée de tout fondement. Probablement même ils ne manqueraient pas de triompher si, comparant entre elles, case à case, les dernières colonnes horizontales de nos tableaux n°ˢ 1 et 2, ils arrivaient à reconnaître que *l'année la plus chaude de notre période a été aussi celle qui a fourni le plus grand nombre d'enragés*. — Or, c'est effectivement ce qui a eu lieu : l'année 1865, qui a donné le chiffre formidable de 87 cas de rage, presque le double de la moyenne annuelle calculée d'après les dix années de la période, a été aussi la plus chaude de cette même période. Pendant *sept mois*, avril, mai, juin, juillet, août, septembre, octobre, le thermomètre s'est maintenu au-dessus de la température moyenne de l'année, moyenne elle-même fort élevée, puisqu'elle est de 13°,4, c'est-à-dire de près de 1° 1/2 au-dessus de la moyenne générale des dix années.

Eh bien ! ce serait triompher trop vite ; car, l'année suivante, 1866, qui fut également une année chaude, dont la température moyenne s'éleva à 12°,8, n'a plus offert que 31 cas de rage, le minimum des cas observés en dix ans.

Mais, ce n'est pas seulement en comparant une année à l'autre qu'on peut se convaincre du peu de fondement de cette vieille croyance ; on arrive encore au même résultat en étudiant de près cette même année 1865, si exceptionnellement féconde en cas de rage. Nous voyons, en effet, que les cinq premiers mois, janvier, février, mars, avril et mai, qui ne sont pas précisément les plus chauds, ont donné *soixante-un* cas sur 87, c'est-à-dire les 7/10e du nombre fourni par l'année tout entière.

Si donc il existe une relation quelconque entre la fréquence de la rage et les conditions thermométriques et hydrométriques, ce n'est point par une appréciation sommaire, portant sur l'ensemble, qu'on peut la découvrir, mais par une étude complète et détaillée de ces conditions, dans leurs rapports avec le nombre des cas de rage aux époques correspondantes. Essayons donc de serrer de plus près la question.

Si nous cherchons, par l'étude de notre tableau n° 1, à savoir à quelle époque de l'année correspondent le *maximum* et le *minimum* des cas de rage, afin d'en déduire, si faire se peut, quelques données étiologiques, nous nous apercevrons bientôt que cela n'a rien de fixe ; que ces maxima varient d'une année à l'autre, avec des écarts considérables et cela sans ordre, sans régularité, sans qu'il soit possible de saisir entre la température du mois le plus chargé en cas de rage et le nombre de ces cas, aucun rapport, aucune relation de causalité.

C'est ce que les tableaux suivants mettront facilement en évidence.

Tableau n° 4.

Maxima des cas de rage observés.

Mois et Années.		Température moyenne du mois.	Nombre des cas de rage du mois.	Nombre des cas de rage de l'année.	Proportion pour 1000 des cas de rage observés dans le mois.
Janvier	1862.	2°1	5	34	147,05
—	1865.	4°6	12	87	137,93
Février	1858.	2°6	9	56	160,71
—	1859.	5°5	6	34	176,47
—	1865.	2°2	15	87	172,41
Mars	1858.	6°4	13	56	232,14
—	1859.	9°2	4	34	117,64
—	1862.	10°	5	34	147,05
—	1866.	6°6	5	31	161,29
—	1867.	9°	5	39	128,22
Avril	1861.	11°4	5	37	135,13
—	1862.	14°	4	34	117,64
—	1865.	16°2	15	87	172,44
Mai	1859.	16°2	7	34	205,88
—	1861.	15°2	5	37	135,13
—	1862.	17°5	5	34	147,05
—	1864.	17°1	7	53	132,07
—	1865.	20°	13	87	149,42
Juillet	1862.	21°4	5	34	147,05
—	1863.	22°8	10	52	192,30
Août	1861.	22°6	5	37	135,13
—	1863.	22°7	7	52	194,01
—	1867.	21°	6	39	153,89
Octobre	1860.	11°7	5	37	135,13
Novembre	1860	6°2	7	37	189,19
—	1864.	6°4	7	53	132,07
Décembre	1860.	4°2	7	37	189,19
—	1864.	1°2	9	53	169,81
—	1866.	4°7	5	31	161,29

Tableau n° 5.

Minima des cas de rage observés.

Mois et Années.	Température moyenne du mois.	Nombre des cas de rage du mois.	Nombre des cas de rage de l'année.	Proportion pour 1000 des cas de rage observés dans le mois.
Janvier 1860.	5°5	1	37	27
— 1864.	1°3	1	53	19
Février 1862.	4°5	1	34	29,4
Mars 1860.	5°6	0	37	0
— 1863.	7°2	2	52	38,4
Avril 1866.	13°2	0	31	0
Mai 1858.	14°1	1	56	18
— 1860.	16°4	0	37	0
— 1863.	17°	1	52	19,23
Juin 1860.	18°2	1	37	27
Juillet 1864.	23°	2	53	37,7
Août 1859.	23°2	0	34	0
Septembre 1861.	17°1	1	37	27
— 1865.	21°9	1	87	11,5
— 1866.	18°3	1	31	32
Octobre 1858.	12°6	1	56	18
— 1859.	14°	1	34	29,4
— 1862.	9°2	0	34	0
Novembre 1858.	4°6	1	56	18
— 1865.	8°8	0	87	0
— 1866.	6°3	1	31	32
Décembre 1859.	0°4	0	34	0
— 1861.	2°6	1	37	27
— 1862.	4°4	0	34	0
— 1867.	0°3	1	39	25,6

Ne suffit-il pas, comme nous le disions il n'y a qu'un instant, d'examiner ces tableaux pour être convaincu que la *saison*, pas plus que la température, n'ont aucune influence saisissable sur le développement de la rage ? Nous voyons, en effet, les maxima, comme les minima, se présenter à toutes les époques de l'année, par les températures les plus variées, les plus extrêmes aussi bien que les moyennes ; nous voyons ces maxima et ces minima se présenter aux mêmes mois, souvent par des températures également basses ou également élevées. Ainsi par exemple, tandis que février 1859, par une température de 5°,5 fournit un maximum de 176,47 p. 1,000 des cas de rage observés dans l'année, février 1864 par une température de 4°,5 ne fournit plus qu'un minimum de 29,41 p. 1,000 ; *juillet* 1863 par 22°,8 donne un *maximum* de 192,3 p. 1,000 et *juillet* 1864, par 23°, ne donne plus qu'un minimum de 37,72 p. 1,000.

On nous fera remarquer, peut-être, que nos tableaux renferment, non-seulement les cas de rage où, malgré nos investigations, nous n'avons pu savoir si les sujets avaient été mordus, mais encore ceux pour lesquels nous avons la certitude qu'une morsure a été faite, et que, par conséquent nos chiffres n'ont pas toute la valeur que nous voudrions leur attribuer ? Cette objection, vraisemblable en apparence, est-elle exacte quant au fond ? C'est ce que nous allons examiner.

Rappelons, tout d'abord, qu'il est impossible, dans le plus grand nombre des cas, — d'affirmer que les sujets qu'on nous présente n'ont jamais été exposés aux dangers de la morsure rabique. — En effet, les chiens quels qu'ils soient, sont-ils toujours sous l'œil du maître ? — Mais sans nous arrêter plus longtemps à cette dernière considération, qui n'est pas, tant s'en faut, sans importance, cherchons à apprécier directement et en elle-même l'objection précitée. Pour cela, éliminons de notre statistique les cas pour lesquels nous avons des renseignements précis, c'est-à-dire ceux où nous pouvons affirmer que la maladie s'est déclarée après morsure. — Quant à présent, nous bornons ce travail d'élimination aux années 1866 et 1867 ; nous pourrions l'appliquer encore à 1865 et 1864, mais non au reste de la période, car pour les autres années les renseignements nous manquent absolument. — Ce travail d'élimination constitue le tableau n° 6 dans lequel, nous mettons en regard, pour les années 1866 et 1867, et mois par mois, 1° le total des cas de rage pour lesquels les renseignements font défaut; 2° les sommes des cas observés pendant les mêmes mois, et 3° les températures moyennes mensuelles.

TABLEAU n° 6.

Mois et Années.	Total des cas de rage où l'on ignore s'il y a eu morsure	Total des cas de rage observés pendant le mois.	Température moyenne du mois.
Janvier 1866 ...	1	3	4°9
Février	2	3	6°8
Mars	3	5	6°6
Avril	0	0	13°4
Mai	3	3	15°5
Juin	3	3	22°6
Juillet	2	3	23°1
Août	2	2	20°1
Septembre	1	1	18°3
Octobre	0	2	11°7
Novembre......	1	1	6°3
Décembre	4	5	4°7
Totaux ...	22	31	
Moyenne mensuelle	1,83	2,58	
Janvier 1867....	2	2	3°5
Février	4	4	9°
Mars	4	5	9°
Avril	3	4	12°2
Mai	2	4	15°
Juin	3	4	19°
Juillet	1	2	20°
Août	5	6	21°
Septembre	1	2	18°
Octobre	2	2	10°5
Novembre	2	3	4°
Décembre	1	1	0°3
Totaux	30	39	
Moyenne mensuelle.	2,5	3,25	

Pour peu que l'on examine ce tableau, on reconnaît sans peine que, comme précédemment, les maxima correspondent tantôt à une basse température, tantôt à une température élevée ; qu'il en est de même pour les minima ; que tel mois, août par exemple, maximum en 1867 avec une température de 21° est minimum en 1866 avec une température de 20°,4. Avril, minimum en 1866, avec une température de 13°,4, est maximum en 1867, avec une température de 12°,2. Ce n'est pas tout : si, à l'aide des diverses sommes des cas de rage de notre tableau n° 6 et des moyennes mensuelles correspondantes, on calcule la proportion pour 1,000 des cas de rage observés, on arrive à reconnaître qu'il n'y a que peu ou point de différence entre les rapports.

On a, en effet, pour 1866 :

1° 22 : 1,83 moyenne mensuelle : : 1,000 : x
D'où $x = 83,16$.
2° 34 : 2,58 moyenne mensuelle : : 1,000 : x
D'où $x = 83,22$.

Pour 1867 :

1° 30 : 2,5 moyenne mensuelle : : 1,000 : x
D'où $x = 83,33$.
2° 39 : 3,25 moyenne mensuelle : : 1,000 : x
D'où $x = 83,33$.

En faut-il davantage pour démontrer que nos résultats précédents sont fondés ? Nous ne le pensons pas.

Mais, dira-t-on, peut-être, ce que la température seule est impuissante à réaliser, elle peut le faire quand son action se combine à celle de l'humidité ou de la sécheresse ; en d'autres termes, si ni le froid ni la chaleur ne sont des causes de la rage, il se peut que l'air chaud et sec, ou bien chaud et humide, ou encore froid et sec, ou bien enfin froid et humide exerce sur la production de cette maladie une influence réelle. — Examinons la valeur de cette hypothèse.

En cherchant, au moyen de notre tableau n° 3, quels ont été, d'une part, les mois les plus *pluvieux*, d'autre part, les mois les plus *secs* de notre période, et en mettant en regard de chacun d'eux : 1° la quantité d'eau pluviale indiquée par le pluviomètre ; 2° la température moyenne ; 3° le nombre de cas de rage constaté pendant le mois, on arrive à construire les deux tableaux suivants, n°° 7 et 8, dont l'étude n'est pas moins instructive que celle des précédents.

TABLEAU n° 7.

Mois les plus pluvieux de la période décennale.

Mois les plus pluvieux de la période.	Quantité d'eau tombée dans le mois.	Moyenne therm, du mo's.	Cas de rage observés dans le mois.	Cas de rage observés dans l'année.	Proportion pour 1,000 des cas de rage.
	mm				
Janvier 1863.	124	4°	2	52	38,46
Mars 1862.	117,30	10°	5	34	147,05
— 1865.	101,45	3°3	6	87	68,96
— 1866.	144	6°6	5	31	161,29
— 1867.	130	9°	5	39	128,22
Avril 1860.	95,70	9°1	4	37	108,10
— 1867	112	12°2	4	39	102,56
Mai 1858.	88,95	14°1	1	56	17,85
— 1859.	108,60	16°2	7	34	205,88
— 1866.	113,50	15°5	3	31	96,78
Juin 1861.	103,20	20°9	2	37	54,04
— 1863.	113,45	20°	5	52	96,15
— 1864.	98,80	18°9	3	53	56,60
Juillet 1861.	124,60	19°6	3	37	81,08
Août 1863.	101,65	22°7	7	52	134,61
— 1866.	117,50	20°1	2	31	64,51
Septemb. 1860.	138,90	15°6	3	37	81,08
— 1861.	105	17°1	1	37	27,02
— 1863.	99,45	15°9	5	52	96,15
— 1864.	88,30	16°3	4	53	75,47
— 1867.	106	18°	2	39	51,28
Octobre 1858.	118,9	12°6	1	56	17,85
— 1859.	145,85	14°	1	34	29,41
— 1861.	114,4	12°5	3	37	81,08
— 1864.	151	11°5	2	53	37,72
— 1865.	144,4	14°8	3	87	34,48
— 1867.	172	10°5	2	39	51,28
Novemb. 1860.	103,65	6°2	7	37	189,19

TABLEAU n° 8.

Mois les plus secs de la période décennale.

Mois les plus secs de la période.		Quantité d'eau tombée dans le mois.	Moyenne therm. du mois.	Cas de rage observés dans le mois.	Cas de rage observés dans l'année.	Proportion pour 1,000 des cas de rage.
		mm				
Janvier	1858.	2,10	2°2	4	56	71,42
—	1859.	15,75	2°2	3	34	88,23
Février	1860.	17,05	0°1	3	37	81,08
—	1863.	1	4°2	4	52	76,92
Avril	1861.	8,60	11°4	5	37	135,13
—	1865	17,30	16°2	15	87	172,41
Juillet	1859.	21,50	21°7	2	34	58,82
—	1867.	30	20°	2	39	51,28
Août	1861.	8,7	22°6	5	37	135,13
—	1864.	14,7	21°6	5	53	94,34
Septemb.	1865.	0,0	21°9	1	87	11,49
Octobre	1866.	21	11°7	2	31	64,51
Décemb.	1864.	6,6	1°2	9	53	169,81
—	1867.	26	4°7	1	39	25,64

Maintenant, nous le demandons, est-il possible de découvrir, à l'inspection de ces tableaux, une relation quelconque de cause à effet entre les conditions pluviométri-
ques et thermométriques de l'atmosphère et la fréquence,
soit absolue, soit relative, des cas de rage? Pour nous, en
présence des variations si multipliées, si follement désor-
données, que ces tableaux révèlent, nous déclarons qu'il
nous a été impossible de saisir rien qui ressemble à l'ombre
d'une loi, rien qui puisse jeter la moindre lueur sur l'étiologie de la maladie qui fait l'objet de cette étude.

Que penser, en effet, de cette influence prétendue des conditions atmosphériques, quand on voit, par exemple, *février* 1860, qui fut à la fois sec et très-froid, donner un nombre proportionnel de cas de rage sensiblement égal à août 1864, mois très-sec et très-chaud, à juin 1862, très-chaud et très-pluvieux, et à septembre 1860, dont la température fut modérée, mais pendant lequel les pluies furent d'une extrême abondance ?

Aussi, jusqu'à ce qu'on nous ait montré clairement cette loi que nous avons été inhabiles à apercevoir nous-mêmes, nous nous croirons en droit de dire que la constitution atmosphérique, qu'elle soit chaude et humide, chaude et sèche, froide et humide, froide et sèche, est absolument sans influence sur la fréquence de la rage, et ne peut fournir aucune donnée propre à éclairer l'étiologie de cette maladie.

En résumé, de l'étude à laquelle nous venons de nous livrer, il nous paraît résulter avec la dernière évidence :

1° Que ni l'âge, ni le sexe, ni la race n'exercent aucune action appréciable sur la fréquence de la rage et ne peuvent, en conséquence, être considérés comme des causes, même simplement prédisposantes, de cette maladie.

2° Que les saisons et les qualités de l'air ambiant, qu'il soit chaud et humide, chaud et sec, froid et sec, ou froid et humide, sont absolument sans influence sur la production de cet état pathologique.

3° Que, sans nier d'une manière formelle ce qu'on appelle la rage *spontanée* chez le chien, nous sommes obligés de confesser que les causes capables de lui donner naissance sont jusqu'à présent complètement inconnues.

4° Que, jusqu'à ce jour, nous ne connaissons qu'une seule cause de la rage, l'inoculation directe du virus rabique.

5° Que c'est, en conséquence, contre cette cause que doivent être dirigés les moyens prophylactiques, si l'on veut obtenir la diminution et peut-être l'extinction complète de cette redoutable affection.

On nous demandera sans doute quels seraient, à notre avis, les moyens propres à obtenir ce résultat si désirable.

Nous répondrons que ces moyens ne sont point nouveaux, qu'ils sont bien connus de tout le monde ; nous avouerons même que, jusqu'ici, ils n'ont pas donné de bien brillants résultats, ce qui ne nous empêche pas d'avoir une foi profonde en leur efficacité, s'ils étaient convenablement appliqués. — Ces moyens, dans notre opinion, se réduisent à deux : la guerre acharnée, impitoyable aux chiens errants, et l'application rigoureuse de la muselière et de la laisse à tout chien qui met le pied dans la rue.